AF300059

DISCOURS INAUGURAL

SUR LES FONCTIONS

DU CHIRURGIEN EN CHEF

DE LA CHARITÉ DE LYON.

DISCOURS INAUGURAL

SUR LES FONCTIONS

DU CHIRURGIEN EN CHEF
DE LA CHARITÉ DE LYON,

PRONONCÉ

En séance publique et en présence de l'Administration,
le 27 août 1823.

PAR LE D.ᴿ RICHARD DE NANCY,

CHIRURGIEN EN CHEF DUDIT HÔPITAL, PROFESSEUR D'ACCOUCHEMENT ET
DE PHYSIOLOGIE, MEMBRE DE PLUSIEURS SOCIÉTÉS SAVANTES.

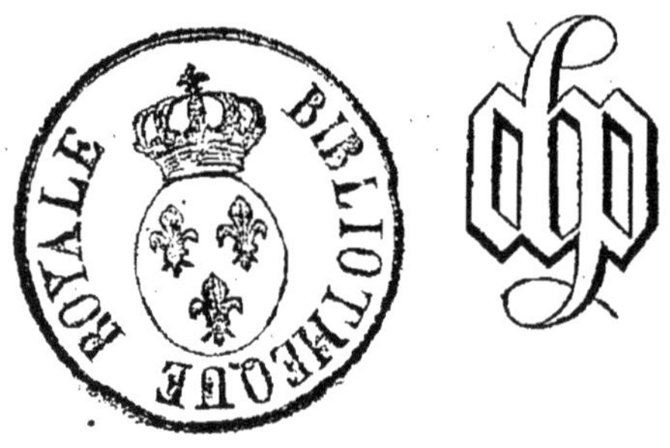

A LYON,

DE L'IMPRIMERIE DE DURAND ET PERRIN,

SUCC. DE BALLANCHE ET DE CUTTY,

Hôtel de Malte, rue du Plat, n.º 15.

M DCCC XXIII.

DISCOURS INAUGURAL

SUR LES FONCTIONS

DU CHIRURGIEN EN CHEF

DE LA CHARITÉ DE LYON.

MESSIEURS,

L'HOSPICE de la Charité, dont je vais vous entretenir, est une de ces institutions de bienfaisance dont le caractère touchant et sacré réveille dans le cœur de l'homme le sentiment de sa dignité. En effet, quoi de plus propre à inspirer des pensées généreuses que l'aspect d'un établissement voué à secourir ce qu'il y a de plus digne de pitié parmi les hommes, la faiblesse aux prises avec l'infortune ? Cet hospice est un asile ouvert par cette vertu toute chrétienne, dont il porte le nom, aux filles enceintes, pauvres et abandonnées comme l'enfant qu'elles ont dans leur sein : on y élève ces êtres faibles et innocens rendus orphelins au jour de la naissance, soit par la misère de leurs parens, soit par l'oubli des plus chères affections du cœur; enfin, le vieillard y trouve un refuge quand après avoir résisté au cortége des infirmités humaines, il est près de succomber à la plus insupportable de toutes, je veux dire à la pauvreté. Elevé au sein d'une cité opulente, où brillent à la fois les chefs-d'œuvre des arts et ceux de l'industrie, cet établissement est devenu un témoignage immortel de la bienfaisance des Lyonnais; l'antiquité, si riche en grands souvenirs, en sentimens généreux, ne nous a rien laissé de pareil, et si un peuple nous eût légué le modèle d'une telle institution, quand ses lois, ses coutumes, ses arts, son nom même, seraient effacés par le temps, nous n'hésiterions pas à le placer au rang des nations les plus sages et les mieux civilisées.

Appelé par le suffrage de mes collègues et la confiance de l'administration aux fonctions de chirurgien en chef, je viens vous exprimer quelques pensées, quelques vœux, quelques projets sur l'exécution des devoirs que j'embrasse, sur leur corrélation avec la morale publique et l'ordre social.

Fixons d'abord notre attention sur le sort des enfans abandonnés. Cet abandon est un signe d'une maladie du cœur, c'est un symptôme d'une dépravation morale qui attaque la société dans ses bases ; car sa conservation est fondée sur le sentiment qui attache l'homme à ses enfans, qui fait qu'il leur prodigue les soins les plus tendres jusqu'à ce qu'ils puissent eux-mêmes pourvoir à leurs besoins. Ce sentiment est inné, ce n'est point un acte d'obéissance à la religion, ni aux lois, ce n'est point le résultat de l'éducation. Chez la femme, il se développe de bonne heure, et, comme un penchant irrésistible, il éclate dans ses jeux et dans ses affections. Il se manifeste plus tard chez l'homme, mais il exerce sur lui le même empire ; c'est quand son sort est uni à celui d'une épouse, et qu'il éprouve le besoin de protéger à la fois la compagne de sa vie et le gage de son amour ; ainsi, la nature, en mettant le faible sous la protection du plus fort, institue les sociétés ; et l'homme, dans l'exercice de sa puissance, trouve l'inépuisable aliment du bonheur domestique.

Malheureusement, la nature ne donne pas ses dons à tous avec la même générosité : tous les hommes n'ont pas pour leurs enfans la même tendresse, et les sentimens du cœur s'altèrent au creuset des passions ou sont étouffés sous la serre du malheur. Dès-lors, privé de la voix intérieure qui le dirige, l'homme a besoin d'un autre guide, et la religion, devenue l'auxiliaire de la nature, fait un devoir d'un sentiment qui peut s'éteindre; ainsi, la loi mosaïque voulait que le nouveau-né fût offert au temple et racheté par une pieuse offrande : cérémonie simple qui faisait regarder un enfant comme un présent de Dieu; espèce de sacrifice qui le rendait plus cher à ses parens, et symbole de la tendresse maternelle qui s'accroît de toutes les douleurs qu'un enfant coûte à sa mère. La religion chrétienne, se dépouillant de toutes ces formes emblématiques, découvrant à l'homme sa destination future, lui fit connaître tout son prix, et par-là rendit les parens responsables du sort de leurs enfans, et leurs devoirs inviolables et sacrés.

A leur tour, les lois humaines protégèrent l'enfance de tout l'appareil de leur puissance; mais ce fut en vain : le mal a tant d'empire sur notre destinée, qu'il triomphe à la fois de la nature, de la religion et des lois. Il fallut songer à réparer un mal qu'on ne pouvait empêcher; la Charité, fille immortelle du christianisme, éleva ces pieux asiles, où la bienfaisance supplée à l'impuissance des parens ou répare leur cruauté; et les lois consentirent à se taire, à condition que la mère qui répudierait son enfant le déposerait dans les bras de celle que la religion lui avait ménagée.

Au temps de l'antiquité la plus reculée, l'homme avait eu à rougir de ce criminel abandon. Dans Rome, dans Sparte, dans Athènes, *l'exposition* des nouveau-nés était fréquente, alors que les vertus de ces républiques occupaient le plus la renommée. Rome, dans les premiers temps de sa fondation, eut besoin des lois coercitives d'une police sévère pour restreindre le nombre des victimes; son premier fondateur (Denys d'Halicarn., antiq. rom., liv. II), dans une de ses lois, enjoignait à ses sujets d'élever tous les enfans mâles et les aînées des filles : ainsi, cette loi se reconnaissait vaincue par la force des coutumes, et trop faible pour protéger tous les enfans à la fois; malgré cela, elle gênait trop encore l'ignorance et la cruauté d'un peuple barbare, qui l'éludait en usant du droit de vie et de mort qu'il s'était arrogé. Il fallut que le même législateur défendît de tuer aucun enfant âgé de moins de trois ans, espérant que la douce habitude d'être père, que les innocentes caresses de l'enfance triompheraient enfin du naturel féroce de son peuple. Les mœurs s'adoucirent, mais par degrés insensibles, et trois siècles après (Cicér. *de legibus*) la loi des Douze Tables permettait encore d'abandonner les enfans difformes.

Un écrivain moderne, vantant les mœurs romaines, s'est trompé en disant que les asiles pour les enfans abandonnés étaient inutiles dans ces temps. A Rome, on nourrissait, il est vrai, avec soin le fils de l'esclave, mais parce qu'on le regardait comme du bétail destiné au service du maître; quant aux enfans qui devaient hériter du nom et partager les prérogatives du citoyen romain, on ne se faisait nul scrupule de les exposer ou de les mettre à mort. Un enfant au jour de sa naissance était déposé aux pieds de son père; si celui-ci le relevait, le prenait dans ses bras, il était adopté et reconnu; de là cette locution latine *tollere, suscipere liberos*. Mais s'il lui refusait ce gage de son adoption, l'enfant était abandonné; souvent il mourait de froid ou de faim; souvent aussi il était recueilli par un maître avare qui élevait les garçons pour l'esclavage et les filles pour la prostitution.

Quoique restreinte par des lois, cette coutume était une conséquence du mode d'organisation d'un état dans lequel les citoyens, entièrement occupés de conquêtes, livraient les travaux de la terre, l'exercice des arts à des peuples vaincus et condamnés par le droit de la guerre à les servir.

On conçoit que là le nombre des citoyens devait être limité, et ne pouvait dépasser celui que les esclaves pouvaient nourrir; aussi, le même sort fut réservé à l'enfance partout où un peuple d'esclaves a été la propriété d'un peuple vainqueur; à Sparte, dont les terres étaient cultivées par les Ilotes; en Crête, en Thessalie, où le même joug pesait sur les Périéciens et les Pénestes. Platon, dans sa république, ne prend pas la peine de déguiser cette idée, il l'exprime tout entière lorsqu'il dit qu'on prendra soin d'arrêter ou d'encourager la propagation des hommes, selon les temps et les besoins, de manière que le nombre des citoyens soit toujours le même.

Telles étaient les mœurs païennes et leur respect pour l'homme! mais à peine le christianisme eut-il brillé sur la terre, que l'organisation des sociétés fut changée : cette admirable religion, dont la base est l'égalité devant Dieu, proscrivit l'esclavage; dès-lors, chaque homme eut son prix, et l'abandon d'un enfant fut un crime également digne de l'animadversion des lois divines et humaines; les craintes qu'inspirait pour l'avenir un surcroît de population devinrent des doutes injurieux pour la Providence qui multiplie les ressources avec les besoins.

Sous le règne de Constantin, on trouve les premiers actes d'humanité envers les enfans abandonnés. Cet empereur, devenu chrétien, porta deux lois qui sont encore dans le Code de Théodose; la première ordonne de fournir aux pères surchargés de famille des fonds du trésor public; par-là, on leur ôtait tout prétexte ou toute tentation d'abandonner leurs enfans; l'autre loi déclarait l'enfant abandonné la propriété de celui qui l'avait recueilli et élevé. La première de ces lois soulage à la fois la misère et prévient la dépravation morale; l'autre est un reste de la barbarie païenne, dont l'impur alliage n'était pas encore éliminé. Mais comment nous étonner d'une telle disposition légale, quand aujourd'hui même on entend dire que les enfans trouvés devraient être élevés par le gouvernement pour les Colonies, pour le défrichement des terres, pour la guerre, pour la marine! Certes, Messieurs, c'est une vertu toute chrétienne, qui ordonne seule de nourrir ceux qu'on abandonne, de soulager ceux qui souffrent. Si jamais la pitié s'éteint, si la charité s'exile de tous les cœurs, alors seulement de froids calculs politiques serviront de règles, et on mesurera les œuvres de bienfaisance sur le profit qu'on en doit retirer ; mais je doute fort qu'avec de tels moyens on arrive à de grands résultats.

Quand l'empire romain fut démembré, et que de grands fiefs divisaient les vastes contrées que nous habitons, le sort des enfans trouvés fut confié aux seigneurs sur les terres desquels on les avait exposés. Mais l'intérêt, plus fort que la pitié, leur fit négliger de pourvoir à leur subsistance ; il fallut trouver un mode de secours plus assuré. L'évêque et le chapitre de Paris fondèrent, sous le règne de Charles VI, une maison de charité ; le roi y appliqua un legs de son testament. Ce fut en 1536 que cet événement eut lieu, et conséquemment quelques années après la fondation de l'hôpital de la Charité de Lyon, le premier qui fut créé en France et en Europe, et qui servit de modèle à tous les autres.

Cet hôpital doit son existence à la bienfaisance des Lyonnais ; la famine de 1531 menaçait la population des provinces circonvoisines d'une horrible destruction. Des milliers de pauvres, mourant de faim, vinrent de toutes parts chercher des secours dans la ville de Lyon; les corporations, les communautés, les citoyens s'empressèrent de soulager leur misère avec un zèle au-dessus de tout éloge. Des souscriptions furent ouvertes, et huit commissaires chargés de cette aumône temporaire nourrirent pendant plusieurs mois plus de cinq mille individus.

Une somme modique qui n'avait pas été consommée servit à fonder ce superbe établissement, digne de la richesse et de la bienfaisance lyonnaises. Toutes les classes de la société concoururent à cette œuvre avec un égal intérêt. Parmi les nombreux bienfaiteurs, dont les archives conservent le souvenir, on lit le nom des citoyens les plus obscurs, à côté des noms les plus illustres; l'œuvre des pauvres fut dotée par les pauvres et par les riches à la fois. Jean Clébert, surnommé le bon allemand, dont l'image est placée, par la reconnaissance, au sein de la ville de Lyon, comme le souvenir dans tous les cœurs généreux; Jean Clébert fut le premier souscripteur de l'œuvre. Après lui, on lit les noms des Comtes de St-Jean et des premiers dignitaires de l'Église, tandis que deux hommes, dans une profession obscure[1], mais doués de nobles sentimens, léguaient à l'établissement les premiers fonds qu'il a possédés.

Destiné d'abord à adopter les enfans pauvres et orphelins de la ville, l'établissement étendit plus tard sa bienfaisance sur tous les enfans sans exception. En 1783, le gouvernement remit à la Charité l'œuvre des enfans trouvés précédemment existante à l'Hôtel-Dieu. Le nombre des enfans admis est donc considérable ; il excède tous les ans 1,800 ; il y a donc tous les ans autant de pères assez malheureux ou assez coupables pour renoncer au plus doux des sentimens. La ville de Lyon ne fournit pas seule les enfans abandonnés ; les villes et les campagnes des départemens voisins ont une grande part dans cet abandon. Ces enfans arrivent dans des paniers fermés presque hermétiquement; car ceux qui se chargent de leur transport craindraient en montrant un enfant de déceler leur intention. L'enfant n'est point, en effet, entre leurs bras comme sur le sein d'une bonne mère, ou sur celui d'une nourrice salariée dont les soins, sans être aussi tendres, décèlent toujours un grand

[1] Un cordonnier et un charpentier.

intérêt pour l'enfant qu'elle vient d'adopter. Plusieurs périssent dans ce pénible voyage, plusieurs arrivent à la crèche dans un état de faiblesse qui laisse peu d'espoir de leur conserver la vie; et la Charité, prête à leur présenter le sein, n'a à remplir que le triste devoir de leur sépulture. Tel est le sort souvent réservé aux fils également innocens de la misère et du libertinage; les premiers, ils expient le malheur d'une naissance dont la faute appartient tout entière à un autre. C'est pourquoi j'ai souhaité que l'œuvre glorieuse de Saint Vincent de Paul soit mise en pratique dans tous les chefs-lieux de département; tous les orphelins ne viendraient pas fondre en quelque sorte sur le même point, et décupler, par l'embarras du nombre, les difficultés de l'éducation en masse des nouveau-nés.

Division des enfans nouveau-nés en trois classes.

Les enfans abandonnés, confiés à nos soins, sont rangés dans trois classes.

La première comprend les enfans *sains*, c'est-à-dire ceux dont l'extérieur annonce une organisation suffisamment développée, dont les fonctions s'exécutent librement, qui sont exempts de toute maladie et *viables* dans toute la force du terme, ce qui veut dire capables de vivre et de croître.

Dans la deuxième classe, on a placé les enfans dont le développement est imparfait; ceux qui sont nés avant terme, qui ont des vices de conformation ou des maladies non contagieuses, nous les appelons enfans *faibles*.

Dans la troisième classe, on place les enfans *vénériens* ou supposés tels; par exemple, ceux qui sont nés d'une mère atteinte de la syphilis au moment de son accouchement.

Examinons maintenant ce que l'on fait et ce que l'on pourrait faire encore pour ces diverses cathégories d'enfans abandonnés.

Aux enfans *sains*, l'administration des hospices donne une nourrice choisie parmi les femmes saines et robustes des campagnes. Elle fait donc pour eux ce que ferait une bonne mère, on ne peut rien exiger de plus. Chirurgien en chef de cette maison, et témoin de la continuelle sollicitude de l'administration, personne ne peut, mieux que moi, apprécier l'étendue des sacrifices que l'œuvre des enfans lui impose. Je ne prendrais pas ici le soin de les énumérer, si

dans quelques écrits, des hommes recommanda-
bles, mais trompés par leurs renseignemens,
ne s'étaient plu à peindre la salle de la crèche
comme un gouffre qui ne rendait qu'une faible
partie de ce qu'il avait reçu.

La crèche avait quelques inconvéniens qu'on
a singulièrement exagérés. Mais à l'époque où
parut le premier des écrits dont je fais mention,
l'administration avait décrété la construction
d'une salle nouvelle à laquelle on vient de mettre la dernière main. Cette salle, placée dans un
lieu plus élevé, tracée sur de plus grandes di-
mensions, ouverte vers l'est sur une grande gale-
rie, réunit toutes les conditions favorables à la
santé; un berceau en fer est destiné à chaque enfant; le linge, les vêtemens sont spécialement af-
fectés à chaque individu; les cuillers, les biberons
ne peuvent servir indistinctement à tous, chacun
a le sien; toutes les mesures sont prises pour que
les maladies contagieuses ne puissent se commu-
niquer d'un individu à l'autre par l'usage de
meubles communs employés au service de la
salle. Le salaire des nourrices a été augmenté,
des indemnités de voyage proprotionnées à leur
peine leur ont été allouées. Ainsi, on a su prévenir ces temps où, attachées par leur intérêt au

travail des champs, les nourrices ne venaient plus à la crèche; et beaucoup d'enfans, impatiens de téter, périssaient, malgré le soin qu'on prenait de les soutenir par une nourriture autre que celle dont ils avaient le plus grand besoin.

Avant toutes ces améliorations, l'hospice de la Charité de Lyon était encore celui qui obtenait les résultats les plus heureux. Il l'emportait de beaucoup sur un des établissemens (l'hospice de Marseille) auquel M. Foderé, un de nos critiques, par une singulière inconséquence, l'avait comparé. Aujourd'hui que toutes ces améliorations vont recevoir leur plein effet, l'éducation des enfans *sains* s'approchera beaucoup de celle qu'ils recevraient au sein d'une famille aisée. Grâces en soient rendues aux hommes dont les veilles sont consacrées à soulager les pauvres, à l'administration tout entière, au président respectable[1] de ce corps illustré par tant d'œuvres de bienfaisance, et à vous, digne tuteur[2] des enfans abandonnés, vous dont le zèle infatigable ne cesse de rendre des services à votre pays, soit dans les pieux devoirs que la charité impose aux pères des

[1] M. De Lacroix-Laval, Membre de la Légion-d'Honneur.
[2] M. Delphin, Membre de la Chambre des Députés.

malheureux, soit dans les plus éminentes fonctions de l'Etat.

La seconde classe des enfans, ceux qui, dans
le sein de leur mère, sont frappés d'une faiblesse radicale, les enfans nés avant terme,
ceux qui ont des vices de conformation, des
becs-de-lièvres, des loupes, des pieds-bots, im-
posent à la charité publique des devoirs plus
difficiles. Pour les enfans sains, il ne fallait que
choisir une bonne nourrice; mais ce soin serait souvent superflu pour un enfant faible; il
ne pourrait en profiter, manquant de force suf-
fisante pour saisir le mamelon et exercer la
succion; d'autres le pourraient moins encore, à
cause du vice de conformation de leurs lèvres;
quelques-uns, livrés à des nourrices, et trans-
portés loin de l'hospice, grandiraient avec des
vices de conformation incurables; d'autres enfin,
à cause de leurs difformités, ne trouveraient aucu-
nes femmes qui consentissent à les allaiter. Dans
leur ignorance, elles regardent l'enfant qui naît
difforme, comme voué par la malveillance du
sort à une fâcheuse destinée; elles refusent
leur lait à cet être disgracié de la nature.

Or, faut-il s'étonner que des peuples barbares
aient détruit ces malheureux enfans, quand on

retrouve chez nous une aussi cruelle superstition ?

Quand un enfant faible peut être confié à une nourrice, on met dans le choix de celle-ci d'autant plus d'attention, que l'être qu'on lui confie est plus frêle et plus délicat ; mais quand il ne peut jouir de cet avantage, il faut bien le garder près de nous. On doit alors lui chercher une nourriture autre que celle que la nature lui destine ordinairement. Or, dans cette recherche, tous les efforts de la philantropie ont échoué, et rien n'a pu remplacer complétement le lait maternel. Partout où on a élevé des enfans artificiellement, voici quel a été le sort de beaucoup : quand la nourriture était trop peu alibile, la nutrition ne se faisait pas ; la peau et les membranes muqueuses de l'enfant étaient pâles et décolorées ; le cœur et les vaisseaux sanguins étaient presque vides ; les principaux viscères dans un état de flaccidité très-prononcé ; enfin, les enfans mouraient exsangues. Il semble que l'hématose n'avait pu s'exécuter ; or, dans l'hématose (ce qui signifie formation du sang), il faut dire que l'air joue un rôle très-important, et que l'enfant élevé artificiellement, et qui meurt au milieu

d'une grande ville, aurait peut-être vécu s'il
eût été à la campagne. L'air des champs, par
une action plus vive sur les poumons, eût com-
pensé la débilité des organes digestifs, peut-
être même eût agi directement sur ces derniers,
et en eût accru l'activité.

Ceux des enfans auxquels on administre une
nourriture plus substantielle, périssent avec des
traces de phlegmasie sur l'estomac et sur les in-
testins qui n'ont pu en supporter l'impression :
entre ces deux écueils, la route est donc difficile;
un ancien chirurgien-major, de cet hospice,
a déjà fait d'heureux efforts pour la tracer;
M. le docteur Martin le jeune, dans un Discours dont les amis de la science et de l'humanité désirent la publication, a examiné toutes
les difficultés d'élever les enfans au biberon
ou à la cuiller; il a examiné le lait des animaux, et noté la préférence qu'on accorde aux
laits d'ânesse, de chèvre, qui contiennent beaucoup de serum, de matière sucrée, très-peu de
parties caséeuses, et qui se coagulent difficile-
ment par les acides; cette dernière circonstance
les assimile à celui de la femme, et décide enfin
la préférence qu'on leur accorde. Le lait d'une
vache, jeune encore, qui ne porte point, qui

est nourrie d'herbes fraîches, mérite également
d'être distingué, et serait plus économique; le
petit-lait, enfin, serait préférable au lait, pourvu
que sa préparation fût soignée. Quand les enfans ont déjà quelques mois, on peut leur donner des bouillies, des panades, mais de la préparation de ces alimens dépendent les bons ou
mauvais effets qu'ils produisent. La bouillie doit
se faire avec un lait fraîchement tiré, écrêmé,
mélangé avec de l'eau, et uni à une certaine
quantité de farine de riz ou de seigle. La pa-
nade doit être faite avec des bouillons maigres
ou avec du bouillon de poulet; mais, dès les
premiers jours de la naissance jusqu'au cin-
quième mois, la principale nourriture doit être
du lait; l'enfant ne peut s'en passer. L'administration de cette nourriture doit être réglée d'après
la quantité de lait qu'un enfant, allaité par sa
mère, consume dans les circonstances ordinaires; dans le premier mois, on doit lui donner
environ une livre de lait par jour; la même
quantité peut encore lui suffire dans le mois
suivant; du troisième au quatrième mois, et
pendant le cours de ce dernier, il doit en user
environ de vingt-quatre à trente-six onces. Dans
les premiers temps de la vie, on doit lui donner

cette nourriture à des intervalles plus rappro-
chés; qu'on éloigne ensuite peu-à-peu. Ajoutons encore que la succion immédiate est la
seule méthode qui puisse réussir complétement.
L'enfant faible qui pourra teter, et que par
quelques-unes des raisons précitées il faudrait
garder dans l'hospice, doit avoir pour nourrice
une chèvre ou une ânesse. Buffon et Synabaldy
ont fait l'éloge de ce moyen ; ils prétendent
que dans les Appennins un vingtième des enfans est nourri par des chèvres, et que ces animaux prennent pour leur nourrisson une affection toute particulière. Ils se rendent près
d'eux au retour du pâturage, et leur présentent
spontanément la mamelle. Le lait, de cette manière, n'est point frappé par l'air atmosphéri-
que, il ne perd aucune de ses parties volatiles,
il ne contracte dans les vases aucune qualité
étrangère. Déjà l'administration des hôpitaux
a fait l'essai d'un établissement dans une de ses
propriétés voisines de la ville; plusieurs enfans
faibles s'y sont développés, quelques enfans
malades y ont été guéris. Je désire qu'on donne
à cet établissement l'extension que l'administration projette, qu'on y annexe quelques animaux
pour servir de nourrices aux enfans. Je ne doute
point qu'on n'obtienne d'heureux résultats.

Quelques écrits, répandus dans le monde, ont accrédité cette opinion, que les enfans vénériens étaient voués à la mort, et ne recevaient aucun des secours de l'art dans l'hospice de la Charité. Les auteurs de pareilles assertions se sont trompés; le premier d'entre eux entre dans la salle de la crèche, il prend quelques renseignemens d'un subalterne dont les connaissances n'excèdent pas les bornes étroites de ses fonctions; on lui présente quelques enfans déposés au tour, presqu'à l'agonie, et on lui déclare qu'on regarde leur mort comme inévitable. Dès-lors, il exprime avec chaleur son zèle pour l'humanité, ses vœux pour un ordre de choses meilleur. Son intention l'absout, mais c'est là sa seule excuse; l'auteur n'a point vu d'enfans vénériens : il eût su, en s'instruisant à une meilleure source, qu'on dépose au tour de cette maison des enfans mourans, quelquefois morts; ceux qui les exposent semblent chercher plutôt à s'affranchir des embarras de leur sépulture que du soin de les nourrir. Près de s'éteindre, le flambeau de leur existence ne peut se rallumer. Il fallait donc déplorer l'impuissance de la sagesse humaine, et ne point parler d'indifférence coupable, et ne point faire peser sur des hommes respectables une aussi odieuse imputation.

D'autres écrits ont suivi celui-ci ; les auteurs y avaient puisé la même erreur, et ont cru devoir nous donner des avis sur le traitement des enfans vénériens ; nous recevons ces divers avis avec reconnaissance et nous les apprécions. Qu'on ne croie pas cependant qu'on les ait attendus pour s'occuper du sort des enfans atteints de syphilis. Tous mes prédécesseurs, et moi-même quand j'ai été appelé à les remplacer temporairement, nous avons appliqué nos veilles à cet acte d'humanité.

Nous avons fait, conformément à un arrêté très-ancien de l'administration, nourrir les enfans par leurs mères quand elles étaient à notre disposition ; nous sommes forcés d'avouer que cette mesure, toute sage, toute naturelle qu'elle paraît, n'a pas eu d'heureux résultats ; on a perdu par elle plusieurs enfans qu'on espérait conserver. Est-ce que la reclusion à laquelle une femme vénérienne est nécessairement forcée, nuit à l'allaitement ? le lait d'une femme atteinte depuis plusieurs mois de l'infection syphilitique, n'accroît-il pas les symptômes du mal chez un nouveau-né, malgré les premières doses du spécifique que l'on fait prendre à la nourrice? Cette méthode ne serait-elle bonne que pour l'enfant qui a crû pendant quelques mois, et dont la nourrice ne souffre que du mal qu'il lui a communiqué?

Il est une autre question autrement importante : ce serait de reconnaître la présence de la syphilis chez l'enfant nouveau-né, sans attendre que des signes extérieurs et des accidens graves en aient démontré l'existence. Celui qui reconnaîtrait que l'infection a lieu avant le développement du mal, qui découvrirait, en un mot, la syphilis dans sa période d'incubation (si je puis me servir encore de ce mot), rendrait un service important.

Un enfant qui a hérité de sa mère de cette fatale maladie, soit qu'il l'ait contractée pendant la gestation, soit au passage et pendant l'accouchement, offre souvent les signes d'une santé absolue.

Quand la mère est en notre pouvoir, nous avons des doutes pour nous diriger dans notre conduite, mais quand la mère nous est inconnue, nous sommes parfois dans une sécurité trompeuse. Les signes de syphilis ne paraîtront peut-être que dans plusieurs mois. Or,

quels seraient les dangers que courrait une
nourrice qui donnerait le sein à un enfant in-
fecté? elle contracterait le mal, elle le trans-
mettrait à son époux, peut-être à sa postérité.

Si jamais un tel malheur a eu lieu, les soins
les plus éclairés et les plus affectueux lui ont
été prodigués, la santé lui a été rendue, une
charité pieuse l'a dédommagée de tout ce qu'elle
a souffert, l'enfant qu'elle avait adopté a été
guéri avec elle. Or, si les écrivains contre lesquels j'élève ici la voix eussent été témoins
de tant de sollicitude, ils n'eussent point dit
que les droits de l'humanité étaient ici mé-
connus, et leur zèle, mieux dirigé, eût joint
leurs lumières aux nôtres pour chercher une
réponse aux questions que je viens de poser.

Voici, à l'égard de cette dernière, ce que
mes réflexions m'ont suggéré, et que mon observation m'a confirmé plus d'une fois.

L'enfant contracte la syphilis, le plus souvent,
au moment de l'accouchement. Maintenant,
je crois que la syphilis qu'on appelle *d'em-
blée*, n'existe jamais; qu'en soumettant à un
examen scrupuleux toutes les surfaces qui ont
pu être en contact avec celles de la mère, on
doit y découvrir, dans les premiers jours de la

naissance, une inflammation spécifique, un ul-
cère, un écoulement, ou quelque autre accident
vénérien inconnu dans sa forme jusqu'aujour-
d'hui , et qui sert de point de départ à l'infection générale. Ceci posé , il ne s'agit plus que
d'un traitement local, qui doit réussir à cause
de son application, qui suit presque immédia-
tement l'insertion du principe vénérien, et qui
doit être d'une innocuité parfaite, à cause de
son action purement locale et de son peu de du-
rée. L'enfant ne serait donc soumis à l'allaitement artificiel que pendant un très-court espace
de temps.

Quant à celui qui naît avec les stigmates de
la syphilis, il est certain qu'il l'a contractée an-
térieurement à l'accouchement. Est-elle locale, ou ces symptômes sont-ils déjà les signes
d'une affection constitutionnelle? on l'ignore,
et l'enfant devant subir un traitement complet,
l'allaitement artificiel est le seul auquel il puisse
prétendre.

Cette distinction me paraît importante, car
elle n'asservit pas tous les enfans à courir les
mêmes chances, elle les allége pour beaucoup
d'entre eux, on peut même dire pour le plus
grand nombre.

Les enfans décidément infectés au jour de la naissance, subissent directement le traitement; il ne peut en être différemment. On a répété jusqu'à satiété qu'on devrait avoir des chèvres-nourrices sur lesquelles on pratiquerait des frictions mercurielles , mais on n'a pas réfléchi que ce moyen était impraticable dans un établissement où le cas peut souvent se présenter. Après la troisième friction, les chèvres languissent , cessent de manger , et leur lait perd toutes ses qualités alibiles ; l'enfant dépérit à leur mamelle. Elles meurent si on continue de les soumettre au traitement. Or , si je puis , dans le cours de mon exercice, donner aux enfans ce mode d'allaitement , j'emploierai des mamelons artificiels , pour garantir l'animal du contact immédiat , et le préserver de la contagion. Les moyens thérapeutiques ne lui seront point adressés , et cet allaitement ne lui sera pas plus funeste que celui d'un enfant faible , mais exempt de tout vice contagieux.

Mon but n'est point d'entrer ici dans de plus longs détails. Je termine cet article , content d'en avoir dit assez pour faire connaître que l'œuvre des enfans n'a jamais cessé d'être l'objet de la sollicitude de l'administration et du chirurgien en chef. Quelles que soient, au reste, les allégations de nos adversaires, les résultats nous absolvent complétement.

Comparez les tableaux statistiques de la mortalité et des naissances, vous y verrez que le tiers des enfans, dans toutes les conditions, et sur toute la surface du sol français, périt avant d'atteindre la fin de sa deuxième année.

Dans cet hospice, on en conserve la moitié dans la même période de l'âge. Maintenant, tenez compte de ceux qu'on apporte morts, de ceux qu'on dépose agonisans, et vous serez forcés de convenir qu'il y a presque parité de succès, ou qu'il y a peu à faire pour l'obtenir entre l'éducation de l'hospice et celle des familles.

Quand les hôpitaux seront arrivés au point de conserver autant d'enfans qu'on en conserve dans l'éducation particulière, l'éducation en masse aura atteint son dernier degré de perfection. C'est là le but qu'il faut atteindre, c'est celui qu'on ne dépassera jamais ; vouloir aller au-delà, ce serait lutter contre une loi invariable de la nature ; soigneuse de ces fins, elle produit beaucoup pour conserver assez. Cette loi s'étend, sans exception, sur tout ce qui possède une étincelle de la vie; ainsi, les fleurs, si abondantes au printemps, ne sont pas toutes en fruits quand l'automne est venue; tous les glands qui tombent sur le sol ne se convertissent pas en chênes, car le monde entier ne serait bientôt qu'une épaisse forêt. Il en est de même pour l'espèce humaine: quels que soient les soins dont on environne son enfance, on ne peut prétendre à tout conserver; la mort frappe sans pitié l'enfant obscur caché sous les langes de la misère, et la tendresse maternelle qui veille près d'un riche berceau, n'en défend pas l'héritier d'un grand nom ou des présens de la fortune.

Les enfans adoptés par la charité publique, grandissent dans les campagnes, dans la maison des nourrices qui ont soigné leurs premières années. Mais, sur un si grand nombre, beaucoup sont atteints des maladies qui assiégent l'enfance, et viennent chercher des secours à l'hospice. On a ouvert, pour eux, des infirmeries remarquables par leur excellente tenue. Ces salles sont riches de faits essentiels à noter sur les vices de l'éducation physique, et sur les maladies du premier âge. C'est un devoir important à remplir pour le chirurgien en chef, que de les recueillir avec soin, de les grouper avec discernement d'après leurs diverses analogies; il en doit le tableau à la fin de son exercice; et l'état, pour lequel les infirmes sont toujours une charge, attache le plus grand prix aux progrès d'une médecine qui guérit dans l'enfance les infirmités de l'âge adulte, et qui lui ménage ainsi des citoyens capables de lui rendre d'utiles services.

Ici se rapporte l'obligation imposée aux chirurgiens en chef, de développer dans leurs leçons théoriques, les préceptes de l'art sur l'éducation et sur les maladies de l'enfance. Ce double devoir est aussi difficile qu'important. L'enfant dont l'intelligence n'est pas encore développée, ne peut indiquer son mal, ni analyser ce qu'il éprouve; ajoutons encore que la médecine des enfans est défigurée par une multitude de préjugés populaires, et par les fatales prétentions des empiriques, des mères, des nourrices, à des connaissances qui réclament un talent d'observation qui n'est pas ordinaire. Il n'y a qu'un siècle et demi qu'on écrit des traités particuliers sur les maladies des enfans, et aucun de ces traités n'a rempli l'objet qu'on s'était proposé. Sans donner un ouvrage exprès sur les maladies du premier âge, Stahl et Haller ont tracé les règles les plus sures pour les étudier avec fruit. Je me propose de commenter leurs écrits, et d'en expliquer les préceptes aux jeunes étudians qui embrassent cette partie de l'étude des sciences médicales. Leurs recherches se dirigeront d'abord sur les différences que présentent l'organisation de l'enfant et celle de l'adulte.

Des physiologistes distingués ont déjà tracé la route, en traitant des fonctions du fœtus dans le sein de la mère. C'est là que se forment les prédispositions qui se changent ensuite en maladies qu'on nomme héréditaires. Bichat a fait beaucoup pour cette espèce d'anatomie comparée de l'enfance avec les différens âges. Les écrits de Wrisberg, de Tiedmann, de Lobstein, sur la physiologie et l'anatomie du fœtus, doivent être l'objet d'une longue et sérieuse méditation : *Nocturna versate manu, versate diurna.*

Au terme de l'accouchement, l'enfant séparé de sa mère a subi d'importantes révolutions dont la physiologie nous a retracé l'histoire. Il passe, dès cet instant, sous une autre domination que celle de la nature, de cette force sage et intelligente qui préside aux actes de l'organisation vitale. Tombé au milieu du cercle des connaissances, des erreurs, des préjugés de l'esprit humain, il devient l'esclave de nos arts et de nos habitudes. Quelle sera notre conduite ? les médecins, les philosophes, le vulgaire, ont tour-à-tour prétendu la tracer.

Les premiers procédés des anciens dans l'éducation physique des enfans, étaient des épreuves destinées à séparer les enfans faibles d'avec ceux qui pourraient supporter les fatigues qu'on leur préparait. Autant eût valu, à l'imitation des lois romaines, trancher la question avec le glaive, et mettre à mort les plus faibles.

L'homme est débile au jour de la naissance, il ne ressemble pas à certains animaux qui peuvent, dès les premiers instans de la vie, se passer de tous secours étrangers. La société peut seule assurer son existence : il était donc fait pour elle, et sa disgrâce apparente était la preuve d'une haute destinée; aussi, malgré sa faiblesse, malgré les dangers qui assiégent son berceau, l'homme devait couvrir le monde de sa race, et l'asservir tout entier.

L'antiquité païenne savait bien que l'homme est plus par sa divine intelligence que par sa force physique, mais elle n'avait pas assez de vertu pour faire de cette connaissance la règle de sa conduite et en sentir toute la force. La gymnastique et les exercices du corps faisaient la base de l'éducation, sans penser que les avantages de l'esprit compensent souvent les imperfections du physique.

Rousseau n'avait pas médité cette vérité, quand dans son aveugle admiration pour les mœurs antiques , il reproduisit parmi nous leur hygiène avec les préjugés qui la dégradent. Entraînées par son éloquence, plusieurs contrées de l'Italie, Naples, Genève sa patrie, voient encore immerger les nouveau-nés dans l'eau froide. En France, quelques mères les ont frottés avec de la neige.

Tous les enfans faibles doivent succomber à cette malheureuse coutume; et que peuvent y gagner les enfans forts? rien de plus que par la méthode ordinaire. Or, si nous pensons maintenant que les hommes qui ont le plus honoré leur pays et leur nom, par des écrits et des faits dignes d'une longue mémoire, étaient chétifs dans leur enfance, quel mal n'eût point fait au monde la pratique d'un pareil système aux lieux qui les ont vu naître ! Boileau, Racine, Fontenelle auraient été enlevés dans les premiers jours de la vie, à la gloire des lettres et à celle de leur patrie, et Rousseau lui-même, si débile dans son enfance, aurait péri victime du système dont il s'est fait l'apôtre.

S'il existe des erreurs et des préjugés à détruire dans l'éducation physique des enfans, l'étude de leurs maladies n'offre pas moins de difficultés à vaincre ; rendons grâces à un savant distingué, le docteur Jadelot, médecin en chef de l'hospice des enfans malades, qui vient de rendre à cette branche de l'art de guérir des services importans. Entré dans la carrière long-temps après Undervood et Rosenstein, il les a de loin surpassés. Il a porté à un haut degré de certitude le diagnostic des maladies des enfans, la partie la plus difficile de cette entreprise. Il a su trouver dans les traits de la physionomie des indices certains de la cavité splanchnique ou même de l'organe qui souffre. Ces indices sont d'autant plus surs et plus constans, que l'influence morale agit peu chez l'enfant, et ne modifie pas l'œuvre mystérieuse des sympathies, qui met le visage en harmonie avec les changemens intérieurs. La maladie du cerveau, celle de la poitrine, de l'abdomen, se décèlent par un seul trait de la physionomie.

Eh! peut-on s'en étonner, quand on se rappelle
que les médecins de tous les temps ont su in-
terpréter ce qu'ils appellent la face grippée, le
visage hyppocratique? Lavater, en considérant
la physionomie, reconnaissait la présence du
tœnia; en analysant le caractère particulier du
visage, en précisant ce qu'il a de particulier dans
diverses circonstances, nul doute que la médecine
n'arrive à d'heureux résultats, surtout chez l'enfant en bas âge, qui, faute d'entendement et
de langage, ne peut traduire ses souffrances. Il
ne reste chez lui que les signes physiques extérieurs : or, ces opérations, purement instincti-
ves, toujours certaines mais obscures et difficiles
à saisir, doivent bientôt cesser de l'être pour
l'observateur, et la séméïotique des maladies de
l'enfance sera fixée sur des bases invariables.

Messieurs, passons de la salle des enfans à
celle des vieillards; franchissons cet espace si
long en espérance, si court en réalité, qui
sépare l'enfance de la vieillesse, et là, vous
connaîtrez la profonde impression que produit
sur le cœur l'aspect de l'homme tombant en
ruine. Trois cents vieillards sont réunis sous le
même toit; l'indigence et le malheur les ont
rassemblés; à ce titre, tous se sont reconnus

pour frères, et se sont assis au même banquet.
Ecoutez leur histoire, elle est la même pour
tous, tous ont mené une vie obscure, utile et
laborieuse ; tous ont consacré la longue carrière dont ils envisagent le terme, à enrichir
du produit de leurs travaux la plus opulente
des cités du royaume. Mais le jour des infirmités est venu ; et quand ils ont compté avec eux-
mêmes, ils ont trouvé que le ciel ne leur avait
rien accordé au-delà du pain quotidien. Chaque
jour avait eu, avec la même égalité, sa peine,
son salaire et ses besoins ; où donc sera leur
appui, quand leurs membres engourdis ne peuvent plus mériter le prix d'un travail journalier ?

L'un, en proie à la plus vive des douleurs qui
puissent affliger la vieillesse, a vu ses fils descendre avant lui dans la tombe.

Un autre ne peut demander à des enfans,
héritiers de sa misère, les soins que réclament
sa faiblesse et ses infirmités.

Un troisième, négligé par des enfans ingrats,
a quitté son foyer froid et désert pour s'asseoir
à celui de la charité publique.

C'est au milieu de ces êtres, dignes d'un tendre intérêt, que le médecin vient observer par
quel degré insensible on passe de la vie à la

mort. C'est là qu'on peut tracer des préceptes sûrs pour ménager la vie, en établissant les rapports entre les infirmités de la vieillesse, les habitudes de l'âge viril, les maladies, les passions de la jeunesse. C'est de là que le médecin peut tirer des avis salutaires pour guider ses concitoyens dans la route de la vie, et leur épargner les douleurs qui menacent le dernier âge. Ainsi, le bienfait qui assure le repos du vieillard indigent, trouve déjà dans ce monde sa première récompense, et le pieux fondateur s'est peut-être épargné, à lui-même et à ses descendans, les maux qu'il s'est empressé de soulager. Elle est grande et généreuse, mais elle prend sa source dans un sentiment de justice, cette pensée qui invite la société à tendre une main secourable aux vieillards indigens. L'artisan qui a vieilli en tissant les vêtemens qui nous couvrent, celui dont l'industrie procure aux heureux du monde les commodités de la vie, n'ont-ils aucun droit à la reconnaissance de ceux qu'ils ont servis ? Ils ont travaillé pour leur pays, comme le soldat qui a blanchi sous les armes : dans des conditions différentes, l'un sert au prix de ses sueurs, l'autre au prix de son sang ; mais quand la gloire a payé au premier ses terribles émotions et le prix des dangers qu'il a bravés, l'autre a droit, comme lui, au pain de la reconnaissance publique.

Hâtons-nous donc de soulager le vieillard qui souffre, il nous sera doux d'éveiller en lui le sentiment de la reconnaissance, à cet instant où tout l'abandonne et semble s'éloigner de lui. Bientôt il touchera à la dernière scène de la vie. Ses yeux vont se ternir, son oreille n'entendra plus les sons. Environné de toutes parts par un morne silence, il sera absorbé par ces profondes pensées qui occupent tous ceux dont la mort a approché. Toutefois, il ne quittera pas la terre sans bénir ceux qui auront consolé ses dernières années : Que ceux qui ont soulagé la vieillesse conçoivent l'espoir d'une longue vie ! tel sera son dernier soupir.

Conservation du dépôt de vaccin.

Au nombre des devoirs du chirurgien en chef et des services rendus à la société, on doit compter la conservation du dépôt de vaccin dans l'hospice de la Charité.

Trois nourrices sont employées à allaiter des enfans sains et robustes. On les choisit parmi ceux dont les mères sont connues et dont l'état de santé est parfaitement constaté. On leur inocule le virus-vaccin, et quand il a acquis sa période de maturité, on le transmet de bras à bras à d'autres enfans, qui passent à leur tour entre les mains des nourrices sédentaires, jusqu'à ce qu'ils puissent transmettre à d'autres le bienfait préservateur qu'ils viennent de recevoir. On puise à cette source pour vacciner tous les enfans confiés à la Charité ; aucun d'eux n'est envoyé en nourrice sans avoir été préservé de la variole par cette précieuse inoculation. C'est de là que part également le virus vaccin envoyé dans les campagnes, les villes voisines, partout où il est nécessaire.

Tout le prix d'une pareille institution n'est bien reconnu qu'au moment où la petite vérole se montre et fait sentir, dans la ville ou dans quelque partie du département, sa maligne influence. Alors la tendresse des parens se réveille, et l'on s'empresse de recourir au moyen qui préserve si surement du danger. Mais à peine celui-ci est-il éloigné, que la vaccine est négligée de nouveau ; elle tombe dans l'oubli, et semble une plante exotique qui ne peut s'acclimater sur un sol étranger.

Bien plus , malgré tant de succès , malgré les preuves surabondantes de son efficacité , elle devient l'objet des déclamations de ceux mêmes qu'elle a conservés : aveuglement inconcevable , problème moral plus difficile à résoudre que celui de son heureuse faculté préservatrice.

Un comité de vaccine , établi par les magistrats , doit-il se borner à distribuer des primes à celui qui aura vacciné le plus grand nombre d'enfans ? il atteindra mal son but quand il ne fera pas d'autres efforts que celui-là. Il y a tant de bien à faire , tant d'encouragemens à donner , que les primes réservées aux vaccinateurs , les médailles , les honneurs qu'on leur décerne , n'ont point assez de prix pour les engager à parcourir les communes , à chercher péniblement , dans les campagnes , les enfans qu'il faudra préserver de la petite vérole , malgré les préjugés des parens. Les récompenses tomberont donc sur celui qui , heureusement placé , peut , sans sortir , pour ainsi dire , de sa chambre , vacciner le plus grand nombre de sujets. Or , avec une intention généreuse , on produit donc un effet tout contraire à celui qu'on attendait. On n'encourage personne en proposant le prix ; on décourage

tout le monde en l'accordant. Il faut une disposition moins générale ; et, dans la distribution
des primes , tenir compte des difficultés que le
médecin vaccinateur a rencontrées , soit relativement aux distances , soit relativement à la
population des communes qu'il dessert. Si l'on
veut encourager la vaccine , il faut en rendre
la pratique vulgaire ; il faut donner aux sages-
femmes , aux gardes-malades , aux instituteurs
des écoles primaires , les connaissances néces-
saires pour inoculer le vaccin , pour reconnaître la vaccine vraie d'avec celle qui ne pré-
serverait pas ; il faut rappeler à la mémoire des
pères de famille les dangers que peuvent courir
les enfans ; il faut, de temps à autre , remettre
sous les yeux du public l'histoire des temps
calamiteux d'épidémies varioliques, temps dans
lesquels la maladie , plus funeste que la peste
d'Orient , dépeuplait les villages , les villes ,
suspendait le cours des travaux , même celui
de la justice , au milieu d'une société prête à
se dissoudre.

Ce récit des maux que la petite vérole a
causés dans les temps antérieurs , paraîtra exa-
géré , tant il est effrayant ; cependant il est
vrai , et la publication de pareils événemens

doit exciter la tendresse des parens à mettre leurs enfans à l'abri du danger.

On doit tenir liste du nombre des enfans vaccinés , du nombre de ceux qui ont péri des suites de la variole. Les papiers publics , les sociétés savantes doivent tenir sans cesse les esprits éveillés sur les dangers de la contagion. C'est par la persévérance dans de semblables moyens qu'on est arrivé à éteindre la petite vérole dans beaucoup d'endroits de l'Europe. A Vienne , il y a quelques années , la mortalité occasionnée par elle était au-dessous de 100 individus, sur une population de 280,000. A Copenhague , en 1811 , elle était entièrement extirpée. Dans quelques comtés de l'Angleterre , sur un nombre de 5 à 600,000 âmes , 15 à 18 sujets seulement avaient été frappés. Partout , dans les cimetières , on cherchait les tombes des enfans , et l'on s'étonnait de les y trouver si rares. Cependant , avant la découverte de la vaccine , la quatorzième partie du genre humain succombait à la petite vérole. Londres , dans un espace séculaire , comptait plus de 200,000 individus moissonnés par elle. A Edimbourg , les pertes étaient encore plus effrayantes. En France , on a négligé de tracer le tableau des désastres dont elle a été la cause , et je ne puis ici les transmettre; mais qu'on rassemble les documens épars sur cet objet, et leur publication produira des prodiges en faveur de la vaccine.

On doit occuper l'esprit public de l'heureuse influence de la vaccine sur beaucoup de maladies qu'elle guérit ou modifie. Un comité de vaccine doit demander aux médecins vaccinateurs la solution de plus d'une question importante sur cette matière. L'infection rubéolique, la coqueluche, maladies terribles aux enfans, sévissent-elles avec moins de force après l'insertion du vaccin ? Beaucoup d'éruptions chroniques , d'ophtalmies longues et opiniâtres , ont-elles cédé à sa puissance ? bien des faits semblent l'attester et nous décider pour l'affirmative. On a déclaré que l'insertion du virus - vaccin sur une tache de naissance , la faisait disparaître. Doit-on rester plus long-temps dans le doute ? Que les vaccinateurs tentent de toutes parts des expériences nouvelles ; qu'ils répètent les anciennes, et que les indifférens apprennent enfin toutes les obligations qu'ils ont à la vaccine ; qu'ils sachent qu'en préservant la beauté de son plus dangereux ennemi , elle peut encore la rétablir quand un vice de naissance l'a détruite.

On doit engager les médecins vaccinateurs à étudier toutes les formes et toutes les variétés du vaccin vrai et de celui qui est faux ; à diriger avec soin les lumières de la vérité sur les cas où la petite vérole s'est manifestée sur des sujets vaccinés ou réputés tels.

On a tiré de faits semblables des conclusions alarmantes ; on a pensé que le vaccin s'usait et perdait sa faculté préservatrice en transmigrant ainsi d'un sujet à un autre. Ces faits perdraient bien de leur importance, si toutes les circonstances qui les composent étaient exactement analysées, et si l'on veut réfléchir que le vaccin, introduit en Allemagne depuis le 10 mai 1799, n'a pas été renouvelé et donne toujours les mêmes résultats. Il serait utile encore de chercher toutes les sources auxquelles le virus-vaccin peut être puisé. Une partie de celui qui circule aujourd'hui en Allemagne fut envoyé de Milan ; le docteur Sacco l'avait tiré, en présence d'un grand nombre de témoins, du talon d'un cheval atteint d'une variété de cette maladie, connue par les hippiâtres sous le nom d'*eaux des jambes*. [1]

---

[1] En anglais, *the greasse*; en italien, *geardoni*. Les Français ne la connaissent pas.

Quelques expériences, qui n'ont pas été in-
fructueuses , ont été faites en inoculant le cla-
veau du mouton à un certain nombre d'enfans.

Que les comités de vaccine réservent donc
une partie de leurs prix pour couronner de
semblables travaux. Quand on n'obtiendrait
d'autres résultats que d'entretenir toujours l'esprit public de la vaccine , ce serait déjà beaucoup que d'empêcher qu'on ne l'oubliât. Quand
du sein de ces discussions s'élèveraient tout d'un
coup de fougueux adversaires de la vaccine ,
leur voix ne servirait qu'à en assurer le triomphe. La vaccine n'a été attaquée nulle part
avec plus de force que chez les Anglais ; c'est
chez eux qu'elle a le mieux prospéré , et partout les erreurs de l'opposition, loin de nuire
au succès, sont comme des écueils éclairés par
un fanal qui assure , dans l'obscurité, la route
du navigateur, au lieu de l'exposer au naufrage.

Il est une section importante du service de
l'hôpital de la Charité , c'est celle qui est con-
sacrée aux filles enceintes.

Cas fortuit, ou section des filles-mères.

La femme enceinte et celle qui vient de
donner le jour à son enfant ont droit à tous les

égards. Les peuples anciens savaient apprécier leur situation critique, et les traitaient avec respect. A Sparte, on avait pris toutes les mesures pour les prémunir contre les moindres dangers. A Rome, on suspendait à la porte d'une femme en couches une couronne de fleurs. A ce signe, on reconnaissait que son asile était sacré, et l'entrée était interdite à tout ce qui eût pu éveiller la douleur.

Quelle que soit la raison qui ait dirigé la conduite des anciens, un sentiment encore plus pur préside ici aux soins qu'on donne aux filles-mères ; elles ont à se louer de la douceur et de la charité avec lesquelles on les accueille, et quoiqu'elles aient offensé la morale, les femmes pieuses et dévouées auxquelles on les confie n'ont jamais oublié qu'elles ont reçu la mission de les secourir, et non celle de les corriger. Sans cesse elles ont présent à la pensée cet exemple d'une divine indulgence : la femme adultère renvoyée absoute par celui qui avait, avant tous, le droit d'absoudre et de condamner.

Leur secret est gardé religieusement, et la fille séduite, capable d'un heureux retour, trouve tout à la fois les lumières de l'art, l'indulgence des hommes, les bontés de la religion.

Voilà, Messieurs, la salle *du cas fortuit.*

Quelques personnes, entendant ce discours, diront peut-être qu'on met trop à l'aise les mauvaises mœurs : mais que ces frondeurs sévères nous montrent une institution humaine ou divine dont la méchanceté des hommes ne puisse abuser ; qu'ils nous disent les moyens d'anéantir les vices inhérens à toute grande société. Jusque-là il faut, je le sais, empêcher le mal autant que possible, mais une fois qu'il est commis, il faut en réparer les effets; c'est prévenir beaucoup de crimes et de scandales. Or, peut-on faire quelque chose de trop, quand il s'agit de remplir une tâche si importante et si belle ?

Il est une seule mesure dont je désirerais l'abolition dans l'admission des filles enceintes à l'hospice. Une loi d'Henri III oblige toute fille enceinte à une déclaration de grossesse. Cette loi a pour but de protéger la naissance de l'enfant, et la fille qui s'y est soustraite répond des chances malheureuses que son enfant peut courir au moment de l'accouchement. Cette loi est tombée en désuétude devant une loi plus puissante que celles que font les hommes : la pudeur arrête à la porte de l'homme de la loi la fille que l'obéissance y avait conduite.

Celle qui vient accoucher dans l'hospice est astreinte à cette déclaration, et comme elle n'est point gratuite, l'indigence verse au trésor public sa dernière pièce de monnaie ; si elle ne peut supporter cette charge, la maison y supplée de ses propres fonds. Cependant, à quoi sert une déclaration de grossesse pour la fille qui vient se mettre entre les mains de la charité publique ? n'a-t-elle pas fait pour son enfant plus qu'une loi ne peut faire ? elle ne se borne pas à se décharger de toute responsabilité ; elle entoure l'enfant des lumières de l'art et de toutes les chances de salut.

Je ne sais si l'administration est libre de faire à cet égard ce qu'elle voudrait ; mais je puis dire qu'on devrait épargner au malheur ce dernier ennui, et à la misère mal intentionnée, ce dernier prétexte de devenir coupable.

La salle qui reçoit les filles en couches est parfaitement saine ; elle est ouverte sur le midi par huit grandes fenêtres, dont l'une, au niveau du plancher, fait l'office d'un large ventilateur.

La salle de travail en est séparée, et le repos des filles-mères n'est plus troublé par les cris que la douleur arrache à celles qui vont le devenir.

Je ne doute nullement que cette heureuse situation, éloignée de toute cause d'insalubrité, n'ait contribué au succès qu'on obtient journellement dans l'exercice du service de cette salle.

Je consulte les divers tableaux synoptiques des six années de 1807 à 1812, publiés par ordre de l'administration, et je vois que sur 5,381 filles en couches, on n'en a eu que 48 à regretter. Le terme moyen des pertes était de six par année. On ne peut regarder ce nombre comme considérable, pour des sujets qui ont subi toutes sortes de privations depuis que leur état de grossesse a été apparent. En effet., à cette époque, elles ont été exclues des maisons ou des ateliers où elles gagnaient leur pain ; elles-mêmes ont souvent abandonné le travail auquel la gêne de leur état ne leur permettait plus de se livrer. De là l'état de dénuement absolu, la misère, les affections morales, chargés en quelque sorte de leur faire expier leur faute et regretter la vertu ; de là aussi le germe des maladies auxquelles ont succombé la plupart de celles qu'on a perdues.

Si l'on doute encore de l'heureuse influence de l'air pur et de toutes les autres conditions de la salubrité, le même tableau fournira le complément de la preuve.

Au milieu de l'air du grand hôpital, on a reçu dans le même espace de temps et pendant les mêmes années 1,464 femmes; 35 ont succombé; la perte, année commune, était de 6, comme à la Charité, quoique le nombre des malades fût moindre de plus de moitié. Ainsi, avec les mêmes lumières, le même zèle pour secourir des infortunés, le succès est différent, et il s'agit de mères de famille.

Je laisse cette observation à la méditation de l'administration des hospices, en lui rappelant toutefois qu'à Paris, à Londres, à Vienne, on a partout senti la nécessité d'isoler les femmes en couches de l'air insalubre des maladies, et d'appliquer un hospice spécial de maternité aux genres de secours qu'elles réclament.

Je n'ai aucune observation à faire faire sur le service médico-chirurgical de la salle du *cas fortuit*.

Cependant, ma pensée se porte naturellement sur les importans avantages que doit en retirer la science pratique des accouchemens et la partie dogmatique de cet art.

4

C'est au milieu d'une semblable institution que s'est formé Baudelocque, auquel l'art des accouchemens doit tant, sous le rapport de la pratique et de l'enseignement. Lamothe, Smellie, Devinter avaient paru avant lui; leurs écrits renferment une théorie sage, des règles précises; mais ces documens épars, associés à bien des erreurs, ne pouvaient servir de guide, ni assurer les succès. Baudelocque, héritier de Solayrès, fort du génie et des conceptions de cet homme illustre, coordonna habilement sur le plan qu'avait tracé son maître toutes les découvertes de ses prédécesseurs. L'art obstétrical forma, par ses soins, un corps de doctrine. Qu'il me soit permis de consacrer quelques lignes à sa mémoire :

Baudelocque était observateur, ses écrits sont clairs et précis; il savait convaincre sans effort par un discours simple qu'on écoutait volontiers. Doux et patient par caractère, doué d'un esprit très-méthodique, il était fait pour porter très-loin l'éducation des sages-femmes, classe qui n'est point assez appréciée, et qui rend, surtout dans les campagnes, de grands services aux mères de famille.

Professeur éloquent, écrivain sage et judicieux, Baudelocque a bien mérité de la patrie, de la science et de l'humanité. Sa renommée l'appelait à rendre des soins aux personnes du premier rang ; cependant il fut toujours prêt à secourir le pauvre. Près de lui le malheur était un titre ; il savait que l'opulence trouvait toujours des secours, et que la pauvreté timide n'osait pas toujours les solliciter. Partout où il y avait quelque douleur à calmer, Baudelocque courait sur la première instance. Jamais la fatigue du jour, le froid, l'humidité, l'obscurité des nuits n'ont servi d'excuse à l'indolence ou de prétexte à un refus.

Pour prix de son dévoûment, il acquit une réputation européenne ; la confiance générale du public, la vénération de ses collègues. Investi par l'opinion du titre de premier accoucheur de son siècle, son bonheur eût été complet, si, doué d'un caractère plus ferme, il eût su mépriser les traits de la calomnie. Elle l'attaqua au plus haut point de sa gloire, et la blessure qu'elle lui fit, après avoir saigné longtemps, le précipita dans la tombe.

Treize ans se sont écoulés depuis que la science est veuve de ce grand homme, et personne n'a su monter au rang qu'il a quitté. Depuis ce temps, l'art des accouchemens, qu'il avait en quelque sorte fixé, s'avance vers de nouveaux perfectionnemens. On le doit à l'étude des accouchemens hors de la route de la théorie spéculative, et basée sur la comparaison des faits nombreux recueillis dans les hospices de Maternité. Lobstein à l'hôpital St-Marc de Strasbourg, madame La Chapelle à l'hospice de la Maternité de Paris, ont donné cet exemple en publiant les tableaux synoptiques de leur immense pratique.

L'examen des faits a prouvé qu'en développant le plan tracé par Solayrès, Baudelocque avait multiplié les positions, sans nécessité et sur de pures suppositions; sans consulter ce qui était, il a tracé ce qu'il pensait pouvoir être; ainsi, dans son ouvrage, le vrai est à côté de l'hypothétique, sur quatre-vingt-quatre positions admises par Baudelocque, vingt-deux seulement se sont présentées dans une pratique de plus de trente années, et sur plus de vingt mille accouchemens. Beaucoup d'autres points de sa doctrine n'ont pas reçu non plus la sanction de l'expérience, mais ce n'est pas ici le moment de les énumérer. Ainsi, l'élève, guidé par des livres ou par des maîtres esclaves du joug que Baudelocque imposa aux accoucheurs de son siècle, attend, dans la pratique, des choses qui n'ont jamais existé; de là une source d'erreurs dans le diagnostic, d'erreurs plus préjudiciables encore dans la manœuvre et les procédés opératoires.

Baudelocque avait senti le vice de sa classification; mais, soit respect pour l'œuvre de son maître, soit indulgence pour la sienne, il s'arrêta sur le point de la rectifier. La mort est venue le surprendre, et cette tâche est léguée aux hommes qui sont placés de manière à pouvoir observer et recueillir beaucoup de faits. Je ferai mes efforts pour concourir dignement à cette entreprise, et mon intention est d'y appliquer l'éducation des élèves sages-femmes. Jusqu'ici on s'est borné à leur donner une leçon purement théorique, et à leur faire exécuter les manœuvres sur le manequin. L'étude clinique, qui est d'une plus haute importance et d'une plus grande difficulté, est au-dessus des forces d'une sœur principale. Ce point important des études est donc ici entièrement à créer.

Le premier exercice pratique auquel les élèves sages-femmes seront soumises, c'est le toucher sur les filles qui se présentent à l'hospice. C'est le seul moyen de leur apprendre à connaître les diverses époques de la grossesse, les maladies de l'utérus, les vices du bassin, les diverses espèces de gestation. Cette exploration ne peut être faite que par un petit nombre d'élèves à la fois; c'est pourquoi on les divisera en séries qui seront exercées à leur tour.

Chaque accouchement doit être surveillé par elles, et toutes les particularités du travail inscrites avec soin sur un registre.

On doit inscrire de même les positions, le poids, le sexe, le nombre des enfans, tout ce qui se présente digne de remarque sur le fœtus ou dans l'acte de la délivrance; les moindres doutes seront éclaircis par le chirurgien en chef, et chaque accouchement qui sort des limites ordinaires servira de texte à une leçon clinique. Vient ensuite l'état puerpéral des femmes. Les élèves seront obligées de les observer et de rendre compte, soit au lit de la malade, soit à la salle de conférence, de ce qu'elles auront observé sur la malade confiée à leurs soins.

Cette mesure me paraît propre à opérer le plus grand bien; elle entretient sur la salle du cas fortuit une surveillance active et continuelle; elle donne au chirurgien en chef la connaissance du détail; elle sert à former des élèves sages-femmes dignes de leur profession, et capables de l'honorer par d'utiles services; enfin, elle servira la science des accouchemens en soumettant au creuset de l'observation toutes les spéculations dont cet art est encore le domaine. Puisque la série de mes idées m'a conduit à parler de l'instruction clinique des sages-femmes, je ne terminerai pas ce Discours sans faire remarquer à l'administration combien il serait important pour l'école de Lyon, que les étudians pussent la partager; je conçois toute la force de l'objection qu'on peut faire contre un pareil établissement. On ne veut point exposer aux regards la fille faible et séduite dont le secret confié à la charité publique doit être sacré; mais, dans cette conjoncture, ne peut-on pas trouver un terme moyen? je suppose qu'on ouvre une salle de clinique, et qu'on y reçoive les femmes quelques jours plus tôt qu'aux termes prescrits par les règlemens de la maison; elles seraient libres d'entrer ou d'attendre, et de se placer ainsi volontairement à la salle de clinique ou dans celle où les étrangers ne sont pas admis.

D'ailleurs, il ne faut pas croire qu'une telle salle soit ouverte à tout le monde indistinctement. L'étude pratique des accouchemens n'appartient qu'aux élèves qui ont terminé leurs cours et qui cherchent le complément de leurs études médicales. On n'admettrait dans cette salle que le petit nombre de ceux qui auraient les deux tiers de leur scolarité écoulés. Je ne m'applique pas à vous faire connaître, Messieurs, les services que vous rendrez par-là à la pratique des accouchemens ; mon prédécesseur, dans un de ses discours, en ayant entretenu l'administration avec un talent remarquable, auquel je paye ici un tribut d'hommages, j'insisterai plutôt sur les avantages qu'une clinique d'accouchemens procurerait à une école naissante. Un grand nombre d'élèves cherchent partout et en vain un cours pratique.

Dans Paris, l'hospice de la maternité est entièrement destiné aux sages-femmes ; elles s'y rendent des points les plus éloignés du royaume, et leur nombre, trop considérable, ne permet pas qu'on partage avec les étudians les exercices pratiques qui sont destinés à les instruire. Ceux-ci sont donc restreints aux cours particuliers qui ne peuvent offrir un nombre de cas suffisans et assez variés pour être bien utiles.

A Montpellier, la clinique d'accouchemens,

séparée entièrement de la faculté de médecine,
est un enseignement isolé, se composant de
quelques accouchemens rares et éloignés.

La faculté de médecine de Strasbourg possède seule une clinique de femmes en couches
ouverte aux étudians et aux sages-femmes ; mais
comme ces deux classes d'élèves n'y sont point
admises simultanément, il faut partager entre
elles tous les cas qui se présentent , et par-là
l'institution laisse encore quelque chose à dési-
rer. D'ailleurs, sa situation, à l'extrémité de la
France, ne permet guère aux sujets des départemens méridionaux d'en jouir. D'après cette
donnée sur l'instruction obstétricale en France,
il vous est facile, Messieurs, de concevoir
toute l'importance que vous donnerez à l'école,
si vous voulez user de vos avantages.

Quant à l'admission de quelques élèves au-
près d'une femme en travail, détrompez-vous,
Messieurs, si vous pensez qu'il y ait là quelque chose qui puisse offenser les mœurs ; vous
feriez injure à cette jeunesse studieuse : un
seul motif la conduit, c'est le désir d'apprendre à être utile ; un seul sentiment s'éveille
aux cris de la douleur, c'est celui de la pitié.

Livrez-lui donc tous les moyens d'instruction

qui sont en votre pouvoir ; faites-le pour ceux qui , dans quelques années , vont lui donner leur confiance ; accordez cette faveur à cette soif de la science qui consume le jeune étudiant et lui fait chercher des leçons à travers les peines , les dégoûts et souvent les dangers.

Qu'il me soit permis, Messieurs , d'insister sur ce point, de faire entendre publiquement tout ce qu'il en coûte de travaux et de peines pour apprendre à soulager ses semblables. C'est pour atteindre ce but et se rendre digne de sa noble profession , que le jeune médecin vient , pendant de longues années , respirer l'air insalubre d'un hôpital ou les miasmes septiques d'une salle de dissection.

Plusieurs ont succombé sous vos yeux dans le cours de leurs pénibles études. Félix Tachet est mort au milieu de nous ; Adolphe Gromier a quitté le service de cette maison pour aller embrasser la mort qui l'attendait au sein de sa famille ; Mérieux, ranimé par l'air natal , par les soins de sa mère, lutte avec effort contre le mal qui l'oppresse. Pouvez-vous refuser les trésors de l'instruction à une jeunesse qui s'y livre tout entière, qui risque souvent son existence sans rien espérer qui puisse servir de compensation à un si beau sacrifice ? En effet, Messieurs, trois jeunes gens, poussés par cet instinct généreux qui méprise le danger et conseille noblement le sacrifice de la vie, étudiaient sans relâche les moyens de soulager la douleur : ils sont morts dans cette entreprise. Quel compte leur sera tenu de leur dévoûment? s'ils eussent succombé sur le champ de bataille pour l'intérêt de leur pays, s'ils étaient morts en vengeant la cause du malheur ou de l'innocence, on eût vanté leur courage, leur magnanimité ; mais un caprice vain et cruel fait pencher dans la main des hommes la balance de l'équité; on honore souvent une mort sans mérite. Ici, de jeunes élèves sont moissonnés en entrant dans la carrière ; ils quittent les espérances de la vie quand ils pourraient éviter le danger. Hé bien! l'indifférence de leurs contemporains, celle de la postérité, sera leur partage. Un oubli injurieux couvre leur nom, et si ma voix n'eût pris soin de rappeler l'infortune de leur sort, plusieurs des personnes qui m'écoutent ignoreraient qu'ils ont existé, et qu'un trépas généreux a relevé aux yeux du philosophe la simplicité de leurs vertus.

Terminons enfin ces considérations sur l'hospice de la Charité : puissent-elles être agréées par une administration célèbre dans les fastes de la bienfaisance, et dont les membres tiennent tous le premier rang parmi les gens éclairés comme parmi les gens de bien.

Quel puissant motif d'encouragement pour le chirurgien en chef qui entre dans la carrière, que l'appui de tels hommes, et combien il doit être doux de mériter leur suffrage.

TABLE ANALYTIQUE.

FIN.